AF494795

34

OBSERVATIONS

SUR LES

CAUSES DE LA FRÉQUENCE DES FIÈVRES INTERMITTENTES DANS LES ENVIRONS DE CHARROUX.

P. M. P.-T. Malapert,

D.-M -P.

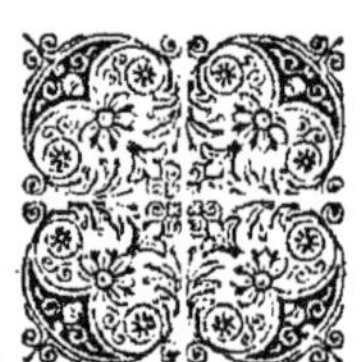

7

Civray, Imp. et Lib. de P.-A. FERRIOL.
1846.

OBSERVATIONS

SUR LES

CAUSES DE LA FRÉQUENCE DES FIÈVRES INTERMITTENTES DANS LES ENVIRONS DE CHARROUX.

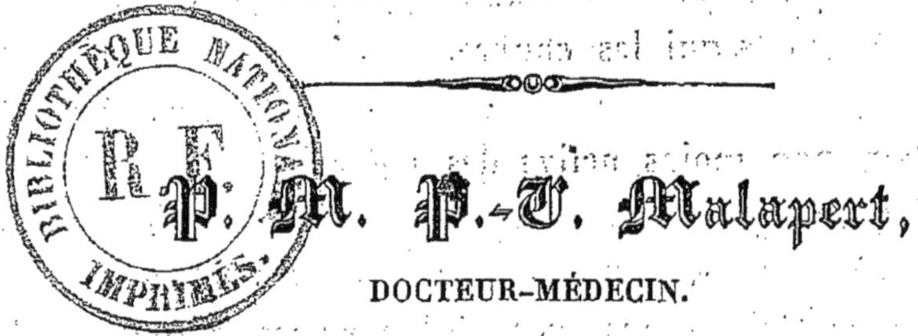

P. M. P.-V. Malapert,
DOCTEUR-MÉDECIN.

La branche des sciences médicales qui a pour objet de rechercher comment l'homme doit user et jouir de tout ce qui peut le modifier, pour le maintien de sa santé et le plus grand développement de ses facultés, l'hygiène, si ses règles étaient enseignées et vulgarisées de manière à les faire généralement observer, introduirait des améliorations importantes dans les campagnes. Les maladies seraient moins fréquentes, la population plus saine et plus vigoureuse. Les moyens hygiéniques, les plus sûrs et les plus utiles de ceux que le médecin peut prescrire, sont les plus négligés par les paysans

1847

malades ou bien portants. Dans l'ignorance de l'influence puissante des agents physiques et moraux qui les affectent, ils comptent souvent sur des drogues inertes ou malfaisantes, auxquelles ils accordent une confiance exclusive, pour guérir des affections occasionnées et entretenues par un usage mal ordonné des aliments dont ils se nourrissent, de l'air qu'ils respirent dans des habitations mal construites, des vêtements qui les couvrent, des mouvements, du sommeil, des travaux, des plaisirs; ou par l'action non moins active des peines du cœur, de l'agitation de l'esprit, des passions.

Ces causes de dépérissement en aggravant la condition matérielle des classes laborieuses, nuisent aux intérêts de toute la société. La santé ne contribue pas seulement au bonheur de l'individu, à l'agrément des relations sociales, elle est encore une des sources les plus fécondes de la richesse générale. Le travail est sans énergie, la production médiocre, là où les modificateurs de l'économie déterminent et maintiennent des constitutions faibles et maladives. Arrêtée dans son développement par leur action destructive, la population dégénère, des familles s'éteignent et leurs derniers membres infirmes sont à la charge de la charité publique et privée.

Sous le rapport hygiénique, comme sous tant d'autres, le sort des habitants des villes s'est considérablement amélioré, tandis que la situation arriérée des habitants des campagnes est restée stationnaire, dans la même carrière de progrès.

L'administration fait ménager la percée des rues, disposer convenablement les places et les promenades, entretenir leur propreté, de manière à faciliter la circulation d'un air pur et l'accès des rayons du soleil, selon les besoins de salubrité des habitations. Les foyers d'infection et les ateliers fournissant des émanations dangéreuses sont établis hors des murs d'enceinte. Les méthodes propres à neutraliser l'influence funeste de plusieurs professions se perfectionnent. La loi régle, dans les manufactures, l'emploie des enfants qu'un travail anticipé vieillissait avant l'âge. La surveillance de la police empêche la falsification des substances alimentaires que l'imprudence et la cupidité peuvent faire changer en poisons. Les notions d'Hygiène d'une application journalière, deviennent populaires. Tout ce qui agit sur la vie, les éléments de la nature et les produits de la civilisation sont dirigés dans leur action pour servir à l'accroissement du bien-être, à la conservation et au perfectionnement de l'homme.

Quelque soit l'immense influence des institutions, des mœurs, des croyances, de la production et de la distribution des richsses, sur la santé, la vigueur, l'énergie vitale des peuples; la diminution de la mortalité dans les grandes villes, doit en partie être attribuée à ces mesures sanitaires.

La classe la plus nombreuse et la plus intéressante, par son attachement à l'ordre public, ses vertus, sa modestie; celle qui rend au pays les services les plus considérables, par ses travaux, sa charge d'impôts, son contingent de l'armée; dont les produits entretiennent toutes les industries, fournissent à tous les besoins de la vie; la classe agricole, qui manque de bras lorsque d'autres sont gênées par un excès qui se corrompt dans l'oisiveté, verrait moins souvent les plus sains, les plus forts de ses membres, les meilleurs des ouvriers ruraux, changer de profession pour se fixer à la ville, s'ils excitaient à la campagne la même sollicitude.

L'isolement des villages y rend difficile l'exercice d'une police de salubrité et d'édilité; d'ailleurs les mesures générales, capables de garantir l'existence des habitants, sont peu nombreuses. Mais en s'occupant avec soin de la direction de leur hygiène privée; en s'adressant à leur raison suffisamment développée, on parviendrait à détruire une foule de mauvaises pratiques, et à introduire celles que la science indique, dans l'usage des modificateurs de l'économie.

Si les justes réclamations qui s'élèvent de toute part, en faveur des intérêts de l'agriculteur trop longt-temps négligés, étaient efficaces; le médecin de campagne, témoin chaque jour de ses misères, seconderait les heureux effets d'une distribution équitable et sage de la prospérité matérielle, du progrès moral et intellectuel, en se préoccupant de la conservation et de l'affermissement de sa santé, comme il se dévoue en traitant ses maladies. Des conseils assidus le feraient jouir des circonstances salutaires au milieu desquels il se trouve placé, et préviendraient les accidents qu'engendrent les infractions aux lois de l'hygiène.

Sa vie calme, laborieuse, uniforme le préserve d'une multitude de maux. La nature de ses travaux augmente encore sa force et sa longévité : l'exercice en plein air a toujours été considéré comme le moyen hygiénique le plus favorable à la santé. Doué davantages aussi précieux, si, selon ses modestes ressources, il faisait un bon usage des choses utiles, s'il évitait les choses nuisibles, il jouirait assurément d'une constitution meilleure. Il souffrirait moins de l'éloignement du médecin, de la privation des secours à domicile et des hôpitaux ; le recrutement fournirait des jeunes gens plus robustes et mieux conformés, un moins grand nombre serait impropre au service militaire ; l'agriculture serait plus productive, l'aisance plus générale ; les maladies et les infirmités moins communes ; la mendicité n'affligerait pas autant les campagnes.

Parmi les obstacles à des améliorations si désirables, l'insalubrité des villages a surtout fixé mon attention. Leur construction, dans plusieurs contrées, est encore ce qu'elle était au moyen âge. Des habitations étroites et sombres privent le laboureur, dans ses heures de repos, des fluides vivifiants, l'air pur et la lumière solaire, dont les travaux des champs lui font un heureux privilége. Le voisinage des mares, des fumiers, des étables, répand dans l'atmosphère ambiante des éléments destructeurs. Pour comble d'imprévoyance, des litières fermentent dans des eaux croupissantes, à l'entrée des chambres enfoncées dans le sol et entretiennent à l'intérieur une humidité infecté, avec la malpropreté la plus délétère.

Mon intention n'est pas d'entrer dans tous les détails que comporterait ce sujet. J'en parlerai seulement en tant que cause de la fréquence des fièvres intermittentes dans les environs de Charroux.

Après avoir exposé comment d'autres fièvres à type continu, me paraissent être de même nature et augmentent ainsi le nombre d'affections qui déjà sont incomparablement les plus nombreuses de celles qui atteignent chaque année les habitants de cette localité, je passerai à l'examen des causes. Il sera ensuite facile, en les évitant, de prévenir une classe de maladies souvent dangereuses, parce qu'elles laissent après elles des constitutions détériorées, des altérations organiques longues à guerir, et toujours très préjudiciables parce qu'elles règnent surtout à la fin de l'été, dans le temps des plus grands travaux.

I.

Le rapport qui existe entre la population des environs de Charroux, le nombre des fièvres intermittentes et celui des autres maladies dont elle est affectée, chaque année, est difficile à apprécier. Il est impossible de faire une statistique exacte, dans les campagnes où le service médical est partagé entre plusieurs médecins dont les domiciles sont éloignés. D'ailleurs plusieurs malades négligent de nous consulter. La connaissance vulgaire de la vertu fébrifuge du sulfate de quinine, le fait employer sans égard aux difficultés de son administration ; d'autres substances ont usurpé la même réputation, et malgré les suites souvent funestes d'un traitement mal dirigé, quelques guérisons dues aux seuls efforts de la nature, faussement attribuées à ces remèdes, encouragent les fébricitants à tanter eux-mêmes des médications téméraires.

Dès ma première année d'exercice actif de la médecine à Charroux, en mil huit cent quarante-trois, j'avais été étonné de la fréquence des fièvres intermittentes dans tous les villages de ma circonscription médicale, sur des rayons de cinq à quinze kilomêtres. Un grand nombre de mes malades en étaient atteints; les autres, lors que je les interrogeais pour connaître les antécédents de leurs maladies, me disaient souvent qu'ils avaient eu autrefois des fièvres réglées. Depuis cette époque, le nombre de ces fièvres et celui des affections sporadiques de tout genre que j'ai observées, chaque année, a toujours été à peu près dans le même rapport de un à cinq.

Dans la plupart des cas, elles existent sans complications. Franchement intermittentes au début, de divers types erratiques ou réglées, elles laissent, après chaque accès, le malade dans un état d'apiréxie complette. Assez souvent cependant elles se compliquent d'embarras ou d'irritation gastro-intestinale et d'autres phénomènes morbides, selon la constitution médicale, l'état atmosphérique, les variétés du régime et de la complexion individuelle. Quelquefois continues au début, elles prennent ensuite le caractère rémittent ou intermittent la forme pernicieuse est la moins commune.

La nature et le siège de ces affections donnent lieu à des opinions divergentes. Il n'est point prouvé quelles soient plutôt inflammatoires, que nerveuses, ou dues à une altération du sang. Mais la connaissance des faits les plus importants de leur histoire, la cause et le traitement, a atteint un degré satisfaisant de certitude, sanctionné depuis longtemps par l'expérience. Le miasme, ce principe qui se dégage des eaux stagnantes contenant des matières organiques en putréfaction, quoique jusqu'alors insaisissable, n'en est pas moins considéré, depuis Hippocrate, comme cause de la fièvre intermittente; et l'administration du quinquina, dans le traitement de cette maladie, est aujourd'hui de tous les moyens thérapeutiques celui dont l'éfficacité est la mieux démontrée.

J'ai jugé de la fréquence des maladies occasionnées par les miasmes dans les environs de Charroux, d'après des observations où la périodicité était évidente ; l'existence des fièvres continues produites par la même cause n'étant pas généralement admise. Cependant en ayant égard à la disposition des lieux habités par les malades, aux affections régnantes, à l'absence de toute autre cause, et de toute lésion organique capable de les expliquer, j'ai été conduit à reconnaitre encore dans certains cas l'action efficiente des miasmes.

Les observations suivantes, choisies pour exemple parmi plusieurs du même genre, indiqueront comment ces considérations m'ont fait admettre une communauté d'origine, entre les fièvres intermittentes et des fièvres continues attribuées souvent à d'autres causes.

Dans la soirée du trente mars mil huit cent quarante-cinq le nommé Grand-Jean du village des Boursaux, âgé de soixante-quatre ans, d'une forte constitution, éprouva du frisson, des douleurs de tête et dans les lombes, un grand abattement, de la fièvre et vomit des aliments. Deux jours après je fus appelé pour le voir. Son état n'avait pas varié depuis le début. Le vomissement seul avait cessé dès le premier jour. — Je pratiquai une saignée copieuse, et prescrivis la diète et des boissons délayantes. — Le lendemain tous les symptômes de la veille avaient à peu près disparu ; il ne restait que de la faiblesse. Cet homme était levé et se disait guéri. Son rétablissement continua en effet à se maintenir.

Les émanations d'une mare que l'on curait devant sa maison, par un temps très chaud, avaient occasionné cette affection. Grand-Jean voulant être opéré d'une tumeur cancéreuse, qu'il portait à la lèvre inférieure depuis plusieurs années, avait cessé de travailler et prenait chez-lui tous les soins hygiéniques nécessaires à la guérison d'une bronchite légère qui aurait pu nuire au succès de l'opération. Il passait ainsi des journées entières près de cette mare. Deux ouvriers employés au curage furent pris de fièvres intermittentes lors que, dans le même temps, il éprouva tout-à-coup, sans en connaître la cause, les symptômes dont j'ai parlé. La persistance de la bronchite n'avait aucun rapport avec eux, car quinze jours après leur disparition, elle avait encore la même intensité. Alors les progrès du mal de la lèvre m'obligèrent à l'opérer, malgré la toux qui devint encore plus forte et plus fréquente le lendemain de l'opération. Cependant la guérison fut prompte et complète. L'irritation des bronches et une longue plaie réunie par six épingles ne causèrent qu'un léger mouvement fébrile, sans accidents pareils à ceux, qu'avec plus de raison encore, je devais considérer comme une fièvre continue produite par les exhalaisons miasmatiques qui chez les deux ouvriers avaient engendré des fièvres intermittentes.

Il n'est pas très rare de rencontrer dans la pratique et dans les auteurs des observations d'affections semblables, dont la cause est facile à reconnaître. Mais elle n'est pas toujours aussi évidente. Son action échappe alors à l'attention de quelques médecins, comme à celle des malades. Quelquefois on accuse sans examen suffisant, la fatigue ou le passage subit du chaud au froid; on croit la fièvre symptomatique, quand la présence de foyers d'infection sur les lieux où elle a été contractée, l'existence de fièvres intermittentes dans la même maison où dans son voisinage, devraient la faire attribuer aux miasmes.

Leur guérison par le sulfate de quinine vient justifier ce diagnostic.

Le vingt-cinq juin mil huit cent quarante-quatre la femme Bouyer, du village de Laspierre, âgée de trente-quatre ans, d'une bonne constitution, ressentit, sans en connaître la cause, des frissons bientôt remplacés par de la chaleur, de la céphalalgie, un malaise général, de la fièvre. Trois jours après je vis cette malade pour la première fois: les symptômes indiqués, les seuls notables, avaient été en augmentant d'intensité, sans intermittence, depuis le début. Deux de ses enfants avaient des fièvres simples d'accès. Je diagnostiquai une fièvre continue de même nature et prescrivis du sulfate de quinine, avec une application de vingt sangsues sur le cou pour combattre les signes d'irritation céphalique. La fièvre et les douleurs cessèrent dès le lendemain. On n'avait pas pu se procurer de sangsues, mais le sulfate de quinine avait été pris à la dose de quarante centigrammes associé à l'opium, en trois fois dans la journée, selon ma prescription. Son usage fut continué et il n'y eût point de récidive.

L'année dernière la gravité des symptômes qui accompagnaient plusieurs cas analogues et l'inefficacité des moyens ordinaires de traitement m'ayant engagé à tenter largement cette thérapeutique, ses bons effets m'ont décidé depuis à ranger encore, dans la classe des maladies produites par les miasmes, d'autres observations de fièvres continues que j'aurais considérées auparavant comme symptômatiques.

Comme il arrive chaque année, les fièvres intermittentes furent très communes à la fin de l'été. Près des trois quarts de mes malades en étaient atteints. Dans certains cas, lorsque la maladie suivait sa marche naturelle, la fièvre était continue d'abord et se réglait après quelques jours de durée. Les accès présentaient alors beaucoup de gravité. Au début le malade tremblait et vomissait; il se plaignait de fortes douleurs de tête, d'agitation, d'insomnie, d'inappétence; l'examen des divers organes ne faisait découvrir aucune lésion anatomique; l'épigastre était peu sensible à la pression, la bouche presque normale, la peau brulante et sèche, le pouls fréquent. Ces symptômes duraient quelquefois pendant huit jours sans qu'on observa de variation dans la fièvre, ensuite elle se réglait et dans l'accès les vomissements reparaissaient, l'agitation devenait plus grande, les phénomènes cérébraux s'aggravaient jusqu'au délire.

Instruit de ces circonstances par le récit des malades qui me faisaient appeler trop tard, et par la persistance du mal quand d'abord je remplissais les indications les plus généralement prescrites, sans antipériodiques; l'éminence du danger me fit changer de traitement. Guidé par l'analogie, j'ai administré le sulfate de quinine dès les premiers jours, dans la continuité, lorsque la marche de la maladie, par sa ressemblance avec celles où la fièvre s'était réglée, devait faire craindre des accès violents. Ce médicament, secondé par l'opium et de légers antispasmodiques, procurait une guérison prompte et durable. La fièvre continue cédait avec les symptômes qui l'accompagnaient, sans être suivie d'intermittence.

Ces fièvres et les autres maladies m'ont paru compliquées d'un état nerveux particulier qu'on n'observait pas les années précédentes. La disposition de l'atmosphère pouvait bien expliquer la fréquence plus grande des affections périodiques, le temps était pluvieux et humide, mais ses autres conditions appréciables ne parraissaient avoir aucun rapport de cause à effet avec le caractère commun des maladies régnantes. C'est un fait semblable à ceux qui ont été spécialement étudiés par les médecins les plus célébres du siècle dernier et décrits dans les ouvrages de Sydenham, Stoll, etc. sous le nom de constitutions médicales. L'impossibilité de l'expliquer ne doit pas étonner plus que notre ignorance complète sur l'influence secrète, le *quid divinum* qui produit les épidémies ; pourquoi apparaîssent-elles dans un temps plutôt que dans une autre? sur une localité plutôt qu'ailleurs? pourquoi les mêmes maladies épidémiques, comme on l'observe souvent dans notre contrée pour la rougeole, la variole, la coqueluche, sont-elles graves une année, bénignes les suivantes? nous possédons si peu de notions positives, en météorologie, qu'il est presque toujours impossible de découvrir par quelles connexions se lient les phénomènes qui se passent hors de nous dans l'univers et les modifications de notre économie; la solution de ces questions dépend probablement des acquisitions futures de cette science; de même quelles amèneront peut-être un jour à connaître, la cause cachée de cet ensemble de symptômes qui donnent une physionomie commune à toutes les formes morbides d'une époque et dans une circonscription locale déterminée.

Tandis que l'observation me conduisait ainsi à reconnaître l'existence aujourd'hui très contestée, des constitutions médicales, l'efficacité du sulfate de quinine dans le traitement des fièvres continues devait m'engager désormais à l'administrer avec plus de confiance. J'en ai fait prendre, plusieurs fois depuis, dans les cas où les motifs précédemment cités me faisaient prévoir l'action des miasmes dans la production de ces maladies, mais où des apparences d'irritation m'auraient auparavant empêché de le prescrire; il en résultait un succès complet.

Je suis loin cependant d'en faire une méthode exclusive, sans tenir compte des différents symptômes bien tranchés qui peuvent compliquer toute espèce de fièvre de nature miasmatique. Cette année des phénomènes morbides abdominaux, existaient le plus souvent avec elles, complication qui paraît s'expliquer par la sécheresse et la température élevée de l'atmosphère, lesquelles, depuis la fin du mois de juillet, détermineraient le nombre extraordinaire d'affections des voies gastriques régnantes. Quand la constitution du malade est robuste, pléthorique, qu'il existe des signes de forte congestion simulant des inflammations franches, j'emploie les émissions sanguines. Si un embaras gastro-intestinal complique la fièvre, je fais seconder avec avantage l'effet du sulfate de quinine par les évacuants. D'autres médications secondaires peuvent encore être utiles. Mais, lors que les symptômes liés à la fièvre continue ne sont pas très prononcés, le sulfate de quinine employé seul suffit pour amener la guérison.

Mon opinion sur la cause et le traitement de ce genre d'affections, fixée d'abord par ma propre expérience, s'est encore étagée des observations de quelques auteurs modernes et d'idées théoriques assez satisfaisantes.

Ainsi elles ont de l'analogie avec celles dont parle M. Maillot dans ses recherches sur les fièvres du nord de l'Afrique. Ce médecin distingué ayant reconnu l'affinité des fièvres continues de cette contrée avec les fièvres périodiques, a administré le sulfate de quinine immédiatement et à haute dose à leur début, sans attendre l'établissement soit d'une rémission soit d'une intermittence et de nombreux succès obtenus à l'hôpital militaire de Bone, ont confirmé l'efficacité de ce traitement. La différence entre ces fièvres et celles dont j'ai parlé, consiste dans leur fréquence relative bien plus grande en Afrique et dans l'intensité beaucoup moindre des symptômes d'irritation gastro-céphaliques chez les sujets de mes observations qui en présentaient.

Leur guérison par le sulfate de quinine indique leur identité de nature avec les fièvres intermittentes, selon la doctrine du père de la médecine : *naturam morborum ostendit curatio*. Ce médicament rectifie, dans les deux cas, la modification mystérieuse imprimée à l'organisme par les miasmes; modification qui produit la fièvre et le cortége des symptômes qui l'accompagnent. Si dans les observations précédentes, une infection miasmatique n'avait pas été la cause du mal, si la fièvre avait été entretenue par des phlegmasies, le sulfate de quinine l'aurait exasperée, au lieu de la guérir, comme il aggrave l'état des individus atteints de fièvres intermittentes occasionnées par des altérations chroniques d'organes.

Quelques soient d'ailleurs les hypothèses auxquelles on se livre pour expliquer l'action du sulfate de quinine sur le corps humain ; soit qu'il neutralise la cause morbide des miasmes, comme le mercure neutralise la cause spyhilitique, soit qu'il laisse subsister la cause dans toute son intensité, mais qu'il mette l'organisme en mesure d'y résister ;

d'autres faits sont trop concluants, pour ne pas lui reconnaître cette propriété de faire cesser tous les phénomènes qui, inflammatoires en apparence, sont sous la dépendance d'une infection miasmatique. Mais je m'éloignerais trop de mon sujet si j'insistais d'avantage sur ces questions de haute pathologie. J'ajouterai seulement une observation pratique assez remarquable à celles qui ont été déjà publiées (en trop petit nombre pour avoir toute la valeur scientifique désirable) sur ces malades atteints de fièvres périodiques avec hydropisie et symptômes d'inflammation, guéris par le sulfate de quinine.

Le six avril mil huit cent quarante-quatre, je fus appelé au village de Fonbois pour voir la nommée Mercier, âgée de vingt-huit ans, d'un tempérament lymphatico-sanguin. Cette femme avait une fièvre quarte, depuis six mois, sans suivre aucun traitement. Beaucoup de gens croient dangereux de prendre des remèdes pendant la grossesse; elle était enceinte depuis le début de sa fièvre et ce préjugé l'avait empêchée de me consulter plutôt. Sa forte constitution avait été en se détériorant: peu-à-peu les jambes étaient devenues œdémateuses, le ventre avait pris un volume extraordinaire, l'appétit s'était perdu, du dévoiement était survenu. Lorsque je la vis pour la première fois, elle était dans son lit étendue sur le dos, presque immobile. L'œdème avait gagné la vulve; on circonscrivait, au-dessus du pubis, l'utérus développé par la grossesse; plus haut et sur les côtés la fluctuation du ventre, très évidente annonçait une ascite volumineuse ; la pression occasionnait de la douleur. Le pouls était petit et fréquent ; la respiration difficile, sans râle dans la poitrine. La ratte ne paraissait point tuméfiée. — Le dernier accès venait de se terminer. — Des scarifications et des fomentations émollientes furent faites sur la vulve ; des frictions avec de la pommade au sulfate de quinine pratiquées sous les aisselles ; un vésicatoire immédiatement appliqué sur le bras, dénudé le lendemain et pansé ensuite, matin et soir, avec du sulfate de quinine. — Cet état, si grave, devait encore se compliquer d'un avortement. déjà l'auscultation ne faisait plus découvrir les battements du cœur du fœtus. Tout faisait présager une terminaison funeste. — Cependant les accès de fièvre ne reparurent plus ; le dévoiement cessa ; l'appétit revint ; l'œdème des membres inférieurs et le volume du ventre diminuèrent jusqu'à l'entière disparition de la sérosité. Trois semaines après le commencement du traitement indiqué, cette femme se levait et marchait, je pus espérer un instant que la grossesse arriverait à son terme ; mais quelques jours après elle accoucha sans accidents d'un enfant mort.

On sait que le sulfate de quinine ne guérit pas les autres cas d'ascite. J'ai été moi-même conduit à l'employer une fois, sans bon résultat. J'avais été trop souvent témoin à l'hopital St-Eloie de Montpellier, de guérisons obtenues à l'aide du lait seul d'ascites survenues à la suite de fièvres périodiques, chez des soldats qui revenaient d'Afrique pour ne pas adopter l'usage de ce moyen dans ma pratique. Cependant ayant eu à traiter, au village de l'Aleu, un enfant de six ans qui en était atteint depuis cinq mois, après une longue fièvre quarte; comme un médecin des environs avait déjà inutilement pratiqué plusieurs fois la ponction et rempli toutes les autres indications rationnelles; j'essayai après le lait, le sulfate de quinine. Le volume du ventre continua à se développer et m'obligea à faire une nouvelle ponction. Ce malade succomba, huit jour après, dans le dernier degré de marasme.

Chez la malade, dont j'ai rapporté l'histoire, la sensibilité des parois de l'abdomen et la diarrhée annonçaient une irritation de péritoine et des intestins. Le sulfate de quinine fut le seul agent qui fit cessser ces complications, en *coupant* la fièvre.

Les Italiens accordent une telle valeur à l'éfficacité de ce remède, dans le traitement des maladies de formes diverses intermittentes, rémittentes, larvées, etc., causées par les miasmes, qu'ils la considérent comme leur caractère principal et les appellent *fièvres à quinquina.* M. le docteur Boudin, leur reconnaissant également une communauté de nature, a proposé dans les derniers temps de les désigner sous le nom d'affections *Limnhémiques*......

Partisan de ces dénominations générales, qui comprennent dans leur ensemble toutes les affections de nature miasmatique, je ne les ai pas employées parce qu'elles ne sont pas encore reçues dans la science. La forme fébrile continue, commune dans les pays chauds, est assez rare en France pour que des médecins doutent de son existence. Il n'était point nécessaire de m'en occuper pour démontrer l'utilité de détruire la source des miasmes dans les environs de Charroux. La fréquence des fièvres intermittentes qu'ils occasionnent est assez connue. Cependant il doit en résulter un intérêt plus grand, si on admet, ce qui me semble indubitable comme j'ai cherché à le faire comprendre, que ces maladies, différentes en apparence des fièvres intermittentes, reconnaissent néanmoins la même origine.

II.

Si de nombreux faits pathologiques prouvent, d'une manière irrécusable, l'existence d'agents spéciaux appelés miasmes, auxquels on peut attribuer la production des fièvres dont je viens de parler, les recherches entreprises pour découvrir leur nature, il faut bien l'avouer, sont jusqu'ici restées impuissantes. Les travaux des chimistes ont fourni des données différentes sur la composition de l'air, là où ces affections sont communes, et les matières étrangères à son état de pureté qu'ils ont trouvées, n'ont point la propriété de les occasionner quand on les prépare dans les laboratoires. L'impossibilité de saisir aujourd'hui, à l'aide de la chimie, ces agents qui se manifestent par leurs effets sur les corps vivants, pouvant s'expliquer par l'imperfection des procédés d'Analyse ou leur fausse application, n'empêche pas de considérer généralement, les émanations des substances en décomposition dans les eaux stagnantes, comme la cause principale des fièvres intermittentes. Cependant cette vérité, comme toutes celles qui n'ont pas un caractère de réalité absolue, a trouvé des contradicteurs. Le froid humide paraît quelquefois les produire. Cette exception, sans-être même admise par tous les médecins, a été prise pour la règle et on a soutenu qu'il était toujours leur seule cause évidente. Dernièrement cette hypothèse, depuis longtemps combattue par tous les auteurs classiques, ayant été renouvelée dans l'académie de médecine (octobre 1845), le jugement de la savante assemblée, qui la considère comme une proposition paradoxale, rendrait encore toute réfutation superflue. Non seulement il est permis de s'appuyer sur l'existence des miasmes, pour faire connaître pourquoi les fièvres intermittentes sont fréquentes dans les environs de Charroux; mais encore il serait facile de la démontrer par l'induction tirée de l'état des lieux dans cette localité et des maladies qui y régnent, selon leur différence de salubrité.

Les fièvres intermittentes sont des maladies particulières aux contrées marécageuses. Rares dans les pays froids, elles sont constamment fréquentes dans les pays chauds. On n'en observe point en hiver dans les pays tempérés, c'est après les fortes chaleurs qu'elles attaquent un grand nombre de personnes à la fois : alors de grandes surfaces d'eau stagnantes ont été laissées à découvert, les pluies et l'humidité viennent favoriser la fermentation putride des débris d'animaux et de végétaux qui naissent, vivent et meurent dans la vase et la dispersion dans l'atmosphère des principes qui s'en dégagent.

Leur gravité est en raison de l'intensité de chaleur atmosphérique et de l'étendue des marais. Ceux qui recouvrent plusieurs provinces du Nord, en Prusse, en Russie, ont peu d'influence sur la santé des habitants ; les fièvres intermittentes sont bénignes dans leurs environs. Dans les climats méridionaux, au contraire, elles s'accompagnent des symptômes les plus violents et se terminent souvent par la mort. Des émanations marécageuses occasionnent ces affections meurtrières qui font tant de victimes parmi les voyageurs européens, sur le littoral de l'Amérique, de l'Asie, aux Antilles, à la Verra-Crux, à Cayenne, au Bengale,..... En Afrique elles déciment notre armée plus peut-être que les armes de guerre ! celles du midi de l'Europe exercent une action moins active, cependant qui ne connait l'insalubrité de la campagne de Rome ? les fièvres des Marais Pontins enlèvent les malades après deux ou trois accès ; leur invasion est quelquefois si subite et leur marche si rapide, qu'on a trouvé dans des champs, des paysans qui semblaient endormis et qui avaient cessé de vivre (rapport de M. de Prony sur les Marais Pontins). En France, dans la Bresse, la Sologne, la Brenne, la Plaine-du-Forez, la Saintonge, sans être aussi redoutables, elles revêtent souvent un caractère pernicieux et sont incomparablement les maladies les plus communes de ces contrées marécageuses.

La construction et l'entretien des villages du canton de Charroux, contraires à toutes les règles de l'hygiène, font de ces petites localités autant de foyers d'infection dans des conditions d'insalubrité semblables à celles des plages marécageuses sous des lattitudes tempérées. De là la fréquence des mêmes affections, dans un pays dont la position topographique est excellente.

Situé à l'est sur la limite du Poitou, il jouit des avantages des climats tempérés. Il ne contient ni étangs, ni marais; les plus rapprochés occupent une trop petite étendue pour exercer au loin quelque influence. La Charente, en quittant sa source, et de faibles ruisseaux le traversent, sans former de marécages dans leurs cours. Le sol d'une nature argilo-siliceuse, se compose particulièremet de vastes plaines, sur lesquelles les eaux pluviales séjournent peu. Les ondulations et les coteaux qu'il présente, sont des lieux d'habitations sains et agréables, la plupart déjà occupés. Ses productions variées, sa culture assez facile et productive lors qu'on mêle à la couche arable l'élément calcaire qui lui manque, laissent peu à désirer des faveurs de la nature, dont l'influence est si puissante sur le développement physique des populations qui savent en profiter.

Cependant malgré le zèle éclairé de plusieurs propriétaires qui ont déjà fait d'heureuses applications des saines notions de l'agriculture, ce canton est loin d'offrir toutes les améliorations dont il pourrait jouir. Les bruyères et les ajoncs y sont communs, les assolements en général mal réglés, les prairies artificielles rares, les races de bestiaux mauvaises. Par suite de la lenteur du progrès agricole, la vie matérielle reste précaire sur une étendue de terre capable de suffire au bien-être d'un nombre triple d'habitants, si elle était bien cultivée.

L'ignorance de l'action des agents extérieurs sur l'économie, porte à apprécier encore moins les avantages du pays sous le rapport hygiénique. Aucune cause n'y viendrait vicier l'atmosphère et produire, avec plusieurs autres maux, de nombreuses fièvres intermittentes, sans l'imprévoyance des habitants. Indifférents aux dangers de l'humidité, à l'action salutaire de la lumière et de la chaleur solaires, ils connaissent encore moins l'importance de l'air pur, l'aliment le plus salutaire, *pabulum vitæ* dont nous usons à chaque instant; ce mélange de gaz dont la science indique les proportions telles que si elles varient, il peut en résulter une foule d'effets funestes. La respiration le rend impropre à la vie; d'autres circonstances altèrent ses qualités; il se pénètre d'éléments de natures diverses et son impureté, sans être accusées par les personnes affectées, détériore les constitutions, engendre une multitude de maladies.

L'intérêt du moment à seul dirigé dans la construction des habitations, lorsque ces connaissances auraient dû surtout servir de régles. Quelques maisons, rarement plus de six, forment des villages, la plupart habités par des colons et des bordiers qui ne se doutent même pas de l'influence de leur mauvaise disposition sur la santé. Cependant tout semblerait avoir été calculé pour leur plus grande insalubrité impossible. Chaque maison mal bâtie, souvent mal exposée, se compose d'un grenier sur un rez de chaussée enfoncé dans un sol humide. Elle n'a jamais plus de deux chambres étroites et basses d'étage, ayant à côté de la porte une seule ouverture très petite et toujours fermée. Des mares fangeuses et fétides sont situées dans le voisinage. Les fumiers entassés devant la porte, sont entourés de litières étendues jusque sur le seuil où ont fait en sorte de diriger les égouts pour activer leur putréfaction.

L'action pathologique de ces marécages artificiels s'exerce dans l'automne avec la plus grande intensité, comme celles des marais naturels situés sous le même climat. Les pluies, dans cette saison, favorisent la fermentation arrêtée par la sécheresse de l'été. Les matières organiques de toutes sortes, accumulées autour des habitations et dans les mares desséchées se décomposent; et les miasmes qui se dégagent, en partie retenus dans les chambres humides où l'air ne peut circuler, infectent d'avantage les villages.

Un mauvais régime et l'affaiblissement des forces qui pourrait suivre les travaux pénibles de la récolte, n'agissent point d'une manière notable sur le développement des fièvres intermittentes. Les individus les mieux nourris ne sont point épargnés et souvent ces maladies affectent de préférence les femmes et les enfants qui passent une grande partie de la journée dans le village.

Plusieurs habitants d'une maison en sont ordinairement atteints dans le même temps; les autres doivent à leur constitution de résister aux miasmes, comme à d'autres causes de maladies. Il en est qui peuvent y rester longtemps exposés, sans en paraître affectés. Cette différence de susceptibilité s'observe encore sur des journaliers qui, dans l'espoir d'un gain plus fort, quittent le canton de Charroux pour aller travailler près des marais de Rochefort, dans la saison où leur propriété morbifique se fait le plus sentir. Les uns y vont depuis plusieurs années sans avoir été malades; les autres qui séjournent sur les mêmes lieux, vivent de la même manière et jouissent de la même santé apparente, reviennent avec la fièvre dès leur premier voyage.

Si la similitude des fièvres des environs de

Charroux avec celles des contrées marécageuses n'indiquait pas une identité d'origine, on serait encore conduit à les attribuer à ces émanations putrides qui se dégagent des fumiers et des eaux croupissantes dans les villages, en remarquant qu'elles règnent en plus grand nombre, là où les conditions favorables à leur production se trouvent plus étendues et plus rapprochées des habitations.

La ville de Charroux peut être citée comme exemple. Bâtie dans une vallée et sur le penchant des coteaux qui la forment, un ruisseau la traverse pendant plusieurs mois de l'année. Si l'humidité était la cause des fièvres intermittentes, ces circonstances les rendraient communes; au contraire elles sont rares. Sa police sanitaire n'est pas plus louable que celle des autres petites villes; cependant elle ne contient point de foyers d'infection semblables à ceux qui entourent les maisons dans la plupart des villages voisins. Eh bien! quand parmi ces villages, le plus souvent habités par dix à vingt personnes, il en est peut-être plus de moitié où j'ai observé, depuis quatre ans, des fièvres intermittentes; la population de Charroux de 1500 habitants n'en a présenté à ma connaissance que cinq cas. D'ailleurs, sur quatre des sujets de ces observations, l'action des miasmes était facile à reconnaitre. L'un deux, affecté d'accès au commencement du mois d'octobre dernier, devait se trouver sous leur influence en exerçant son état de tanneur. Deux cordonniers, que j'avais traités quelques jours avant, habitaient ensemble le bord du ruisseau : ce cours d'eau étant arrêté par les chaleurs de l'été laisse à sec des matières corrompues d'où se dégagent, là où il n'est pas recouvert, des gaz méphitiques auxquels leur maison est la plus exposée. Les deux autres fébricitants, les années précédentes, étaient un menuisier qui allait travailler dans la campagne et un enfant chez lequel je n'ai pas pu découvrir la cause. C'est aussi le seul que j'ai vu de ces cas rares de fièvres intermittentes sans lésions organiques appréciables et dont l'origine miasmatique n'est pas évidente.

Les marais ne sont pas seulement la cause de maladies nombreuses ; l'action lente et continue des émanations qu'ils exhalent, excerce d'autres effets funestes sur la santé des populations de leur voisinage. « Les individus forcés de vivre au milieu des miasmes des marais, dit M. Rochoux, (art. marais du dict. de médecine en 30 vol.) sont ordinairement d'une petite taille. Ils ont constamment le teint livide, blafard, la voix rauque, les dents ordinairement mauvaises, le ventre gros, les jambes engorgées et les extrémités supérieurs grêles, la figure ridée de bonne heure, présentant dès les premiers ans, l'aspect de la vieillesse et l'empreinte de la tristesse et de la souffrance. Si leurs forces musculaires sont beaucoup réduites, leur énergie morale l'est encore plus. Un état habituel d'insouciance et de froid égoïsme, des idées fausses et bornées, l'absence de tout sentiment affectueux, la propension au crime que dicte la vengeance jointe à la lâcheté, forment leur caractère. »

L'activité des miasmes dans les environs de Charroux est beaucoup plus faible, car ils se dégagent d'une très petite partie du sol. Ensuite leur action n'est pas continue; les travailleurs respirent un air pur dans les champs pendant une grande partie de la journée. C'est pourquoi on ne rencontre pas chez-eux la même dégénérescence physique et morale, malgré tous les autres agents destructeurs auxquels ils sont soumis.

Cependant l'état marécageux des villages engendrant des maladies semblables à celles des pays de marais situés sous la même lattitude, il doit produire des effets analogues, quoique beaucoup moins prononcés, sur la constitution physique, les mœurs et l'intelligence des habitants.

Cette influence des miasmes et la fréquence des affections qu'ils occasionnent, montre combien il importe de s'en préserver. Je viens d'en signaler la source: l'insalubrité des villages. Il me reste peu de choses à dire sur les moyens propres de les assainir; ne voulant pas entrer dans les détails nécessaires pour démontrer l'importance de changer le mode de construction des habitations où l'humidité, l'air non renouvelé et l'absence de la lumière sont encore en particulier, outre l'action des miasmes qu'ils favorisent, autant de conditions qui entravent l'exercice et le développement régulier de la vie.

III.

L'assainissement des villages n'est pas seulement une des plus importantes, mais la plus réalisable des améliorations salutaires à la population rurale. Tous les traités d'hygiène contiennent, sur la construction des habitations, des règles d'une évidence remarquable et d'une application facile. Quand les anciennes ont besoin d'être rebâties, ou qu'on en bâtit de nouvelles, il en coûterait peu de choisir un lieu sec, exposé aux rayons solaires; d'exhausser l'aire du rez de chaussée au-dessus du terrain adjacent; de tourner la façade dans la direction la plus propre à fournir la sécheresse, la lumière et la chaleur, vers le sud et l'est; de faire les appartements assez spacieux et assez élevés pour que l'atmosphère qu'ils contiennent, ne soit pas trop promptement viciée par la respiration et d'autres causes souvent inévitables; de pratiquer des fenêtres plus larges et plus multipliées, convenablement placées, par rapport aux portes et aux cheminées, pour faciliter le renouvellement de l'air sans causer trop de refroidissement; d'éloigner les foyers d'infection. Ces changements auraient des avantages inappréciables et préserveraient des inconvénients graves et incessants des habitations malsaines. Les propriétaires qui connaitraient leurs conséquences et bâtiraient pour se loger n'hésiteraient pas à les pratiquer, les autres y seraient engagés par de puissants motifs: le bien commun et des sentmeņts d'humanité.

Si ces vérités avaient été mieux comprises et plus répandues, l'insalubrité des villages serait aujourd'hui moins déplorable. Le développement de l'aisance générale et la division de la propriété, en facilitant les dépenses nécessaires pour les assainir, auraient produit un des bons résultats qu'on en devait attendre. Mais peu attentif à ce qui l'affecte lors qu'il se porte bien, l'homme des champs possesseur d'une fortune modique, au lieu d'en profiter sagement, néglige, sans le savoir, ses intérêts les plus chers, la santé de sa famille et la sienne pour des satisfactions illusoires.

L'épargne inintelligente et la dissipation exercent une influence également funeste sur sa constitution.

C'est moins souvent à la pauvreté qu'à l'imprévoyance qu'il faut attribuer la plupart de ses maux. Plusieurs maisons d'anciens colons devenus petits propriétaires ne sont pas plus salubres que celles qu'ils habitaient sous la dépendance du maître. On remarque dans leur intérieur des choses nécessaires aux besoins domestiques, dont ils étaient autrefois privés ; l'industrie manufacturière répand dans les campagnes une foule d'objets nouveaux d'utilité et d'agrément : le ménage moins incomplet commence à s'embellir, les vêtements plus propres ont même atteints un certain degré d'élégance qui augmente rapidement grâce à l'abondance et au bon marché des étoffes. Mais autour des améliorations de commodité et de luxe la disposition préjudiciable des villages reste la même. Les conditions prescrites par l'hygiène continuent à être négligées par ignorance et économie, dans la construction des habitations nouvelles aux environs de Charroux ; et les causes d'insalubrité du dehors loin de diminuer augmentent.

La population s'accroit, l'agriculture fait des progrès, les angrais se font en plus grande quantité, sans qu'on ait paru sentir l'importance de changer leur mode défectueux de fabrication, sous e double rapport du profit, et de la santé. L'avantage d'arrêter leur fermentation au lieu de l'exciter, comme on le fait souvent, parait aujourd'hui bien démontré. Les matières malfaisantes du fumier exposé au grand air, près des habitations, celles qui s'évaporent et se perdent dans l'atmosphère, ou sont entrainées aux alentours et se perdent en partie dans les chemins, sont aussi les plus fertilisantes.

La science indique pour éviter cette déperdition énorme, évaluée à près de moitié de la portion active des engrais, des procédés de conservation et de transformation qui diminuent en même temps la source des exhalaisons fièvreuses. C'est aux agriculteurs zélés à étudier lesquels de ces procédés, déjà en usage dans divers pays pour retenir ces sucs qui se dégagent en vapeur et en purin, sont les plus convenables aux environs de Charroux, selon le genre d'exploitation, pour en propager l'application.

Lorqu'il sera possible d'employer les fumiers à mesure qu'ils s'obtiennent, ce moyen sera évidemment le plus salutaire. Différamment quelques soient les soins qu'on apporte dans leur confection, il sera toujours facile de les établir loin des maisons, derrière les étables; de donner un libre écoulement aux eaux stagnantes des cours; d'éloigner les mares et d'entretenir ainsi dans les villages une propreté qui préserverait les habitants des effets funestes des miasmes.

Partout où les foyers d'infection qui les produisent ont été détruits, la santé des habitants de leur voisinage s'est sensiblement améliorée. La salubrité des contrées jadis marécageuses et des villes sales appropriées est un fait bien connu. Déjà plusieurs marais ont été desséchés : de vastes terrains abandonnés aux eaux stagnantes ont été rendus à l'agriculture et les localités où elles répandaient les maladies et la mort sont devenues salubres, la population physiquement et moralement meilleure. Des résultats analogues ont été obtenus de l'assainissement des villes. D'après les recherches de M. le docteur Villermé on observait, chaque année, des épidémies de fièvres intermittentes dans les quartiers malpropres de Paris. Ces maladies ont cessé de régner, à mesure que les maisons ont été mieux bâties, les rues pavées, élargies et que l'enlèvement fréquent des immondices qui les encombraient, le lavage des ruisseaux, leur pente mieux calculée de manière à faciliter l'écoulement des eaux bourbeuses, l'établissement de nombreux égouts proprement entretenus pour les recevoir et les conduire dans la Seine, ont empêché l'accumulation des matières putrides de toutes sortes d'où s'exhalaient des émanations méphitiques.

Des personnes dévouées à l'amélioration du sort de la classe agricole, pénétrées de l'importance de faire disparaître les mêmes causes de dégénérescence et de maladies qui affligent les villages dans d'autres localités, ont proposé la création d'agents de surveillance chargés de maintenir dans les campagnes une police sanitaire. Cette institution tracassière me paraît encore inefficace.

Lorsque les réglements sur la propreté et la

salubrité des villes pourraient être applicables dans les villages, pour empêcher l'établissement de causes nuisibles à la santé publique, ces agents spéciaux seraient inutiles et quelquefois inhabiles pour les constater. Les personnes suffisamment instruites des effets funestes du voisinage des mares, fumiers et toute espèce de substances en putréfaction peuvent obliger à les éloigner, ceux qui s'obstineraient à les laisser, par ignorance, intérêt, ou malveillance, sur des lieux où ils seraient à portée de leur nuire. Le maire de la commune, chargé de veiller à la salubrité comme à la sûreté des campagnes, jugerait d'après le rapport le plus éclairé, celui d'un médecin.

Mais souvent l'autorité ne pourrait sévir contre les infractions aux lois de l'hygiène; ceux qui les commettent étant seuls affectés. Plusieurs petits villages appartiennent chacun au même propriétaire. Dans les autres, les émanations dangéreuses d'une exploitation peuvent nuire aux personnes de la maison, sans exercer d'influence sur la salubrité générale.

Enfin en supposant qu'il fut possible de contraindre les habitants à approprier les alentours de leurs maisons, on ne pourrait obliger les propriétaires à se conformer aux règles prescrites par l'hygiène dans leur construction. Cependant leur disposition doit modifier l'action des miasmes. Elle se ferait bien moins sentir s'ils n'étaient pas concentrés dans des chambres humides où l'air circule à peine. Circonstance d'autant plus facheuse que, malgré les précautions les plus intelligentes, le genre des exploitations agricoles s'opposera souvent au tarissement complet des sources miasmatiques.

Le meilleur moyen pour obtenir l'ensemble des conditions nécessaires à la salubrité des villages, comme toutes les autres améliorations hygiéniques, consiste principalement dans la préoccupation des médecins à faire jouir les habitants des bienfaits qui doivent résulter d'une pratique grande et libérale de leur profession. L'art bien exercé de préserver des maladies, de développer même les facultés physiques et de prolonger la vie ; par l'enseignement presque journalier des préceptes de l'hygiène, rendrait certainement plus de services à la campagne que l'art d'administrer des remèdes. Des conseils souvent répétés aux cultivateurs, par des hommes spéciaux investis de leur confiance, dans un langage approprié à leur entendement et aux circonstances, les amènerait par la persuation à pratiquer ce qu'ils apprendraient à considérer comme indispensable à la possession du premier des biens, a l'entretien et à l'affermissement de la santé.

Il y a, je l'avoue, bien des dégoûts à subir, en suivant aujourd'hui ces principes dans l'exercice de la médecine et de grandes difficultés à surmonter pour obtenir les heureux résultats qu'ils promettent. Mais une nouvelle organisation du corps médical, pleine d'améliorations réelles, conformes aux exigences de sa position comme aux vœux de l'humanité, soutiendra le zèle du médecin dans cette voie généreuse. La marche progressive de la civilisation lui rendra son but facile à atteindre. Une éducation moins matérialiste et moins sceptique en resserrant les liens d'amour dans la société; les progrès de la science de l'art et de l'industrie en permettant une satisfaction plus complette et plus générale des besoins matériels; le patronage ferme, digne et bienveillant du maître; une instruction plus profonde et plus répandue, chez ceux, surtout, dont les loisirs et les faveurs de la fortune font un devoir de l'étude, comme part du travail social, dans l'intérêt si grand de la moralité et du bien-être de ceux sur qui leur position, leur conduite et leurs lumières exercent de l'influence.

. . . .

. . . .

Animé de l'idée du bien que la propagation des préceptes de l'hygiène peut produire, je n'ai pas cru suffisant de chercher à vulgariser les dangers auxquels expose l'insalubrité des villages des environs de Charroux et les moyens de les assainir, dans des conversations particulières en visitant des malades, comme les autres précautions sanitaires. La connaissance pratique du mal qui en résulte, plus grand encore qu'il a coutume de paraître à plusieurs médecins, et la facilité de l'éviter, m'ont porté à écrire mes observations pour les répandre d'avantage et faire arriver plus promptement aux conséquences salutaires qu'elles doivent entraîner. Sans admettre mon opinion sur le degré de fréquence des affections d'origine miasmatique, sans ranger dans la classse des fièvres intermittentes ces fièvres à type continu dont la guérison par le sulfate de quinine m'a surtout engagé à considérer la nature comme identique, il est impossible de ne pas reconnaître cette fréquence. Leur cause, les émanations des matières en putréfaction dans les mares, les fumiers, les eaux croupissantes, favorisées dans leur action par la disposition mal ordonnée des habitations, est aussi évidente. Puisse ce faible travail attirer l'attention de quelques lecteurs sur l'importance de se préserver de leur funeste influence et contribuer, en excitant à porter plus de soins dans la construction et l'entretien des villages, à l'amélioration de la santé de leurs habitants.

CHARROUX, — NOVEMBRE 1846.

Civray, Imp. de P.-A. FERRIOL.